PUBLICATIONS DU *PROGRÈS MÉDICAL*

NOTES ET OBSERVATIONS

SUR LE

TÉTANOS TRAUMATIQUE

Par A. CARTAZ,

INTERNE DES HOPITAUX.

PARIS

Aux bureaux du PROGRÈS MÉDICAL,
6, rue des Écoles.

A. DUVAL, Libraire-Éditeur,
6, rue des Écoles.

1875

PUBLICATIONS DU *PROGRÈS MÉDICAL*

NOTES ET OBSERVATIONS

SUR LE

TÉTANOS TRAUMATIQUE

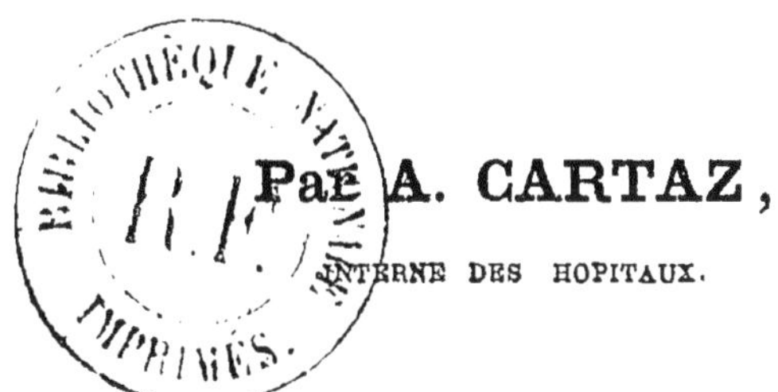

Par A. CARTAZ,

INTERNE DES HOPITAUX.

PARIS

Aux bureaux du PROGRÈS MÉDICAL, | A. DUVAL, Libraire-Éditeur,
6, rue des Écoles. | 6, rue des Écoles.

1875

NOTES ET OBSERVATIONS

SUR LE

TÉTANOS TRAUMATIQUE

La pathogénie du tétanos est loin d'être une question résolue, malgré le grand nombre de travaux cliniques parus sur cette maladie, malgré les recherches physiologiques de ces dernières années. Empoisonnement pour les uns, névrose réflexe pour les autres, cette affection est bien détaillée dans sa marche, ses symptômes, etc., mais sa nature intime est encore à démontrer. A ne considérer que les phénomènes cliniques qu'elle présente dans son invasion, sa terminaison, il semblerait aisé de définir un processus morbide, dont toutes les phases sont aussi caractéristiques et aussi peu dissemblables d'un cas à l'autre. Mais si l'on vient à aborder l'anatomo-pathologie, et si l'on tente d'élucider par ce côté les points obscurs de la question, on se heurte à des difficultés sans nombre ; bien plus, on se trouve en présence de contradictions que l'histologie n'est pas parvenue à trancher.

Dans ces derniers temps, la Société de Chirurgie a repris les discussions théoriques qui avaient déjà été soulevées en 1870 sur la nature du tétanos : depuis trois ans, la question, envisagée au point de vue théorique, n'a pas fait un pas.

Ce n'est pas dans l'intention de résoudre ce problème, que nous publions ces divers faits recueillis pendant notre internat dans les hôpitaux de Lyon et de Paris.

Mais il nous a paru intéressant, au moment où une méthode anesthésique nouvelle a fait renaître le débat sur la question de pathogénie, de coordonner ces diverses observations, et d'apporter ainsi un tribut à l'étude d'une maladie qui, malheureusement, échappe trop souvent aux ressources de l'art.

OBSERVATION I. — *Plaie par écrasement de la main et du pied ; attaques d'épilepsie ; tétanos au 10ᵉ jour; traitement par l'hydrate de chloral et la morphine : mort; autopsie.*

T. Gustave, âgé de 32 ans, charretier, entré à l'hôpital de la Pitié le 10 juillet 1874, Salle Saint-Gabriel, n° 42 (service de M. Léon LABBÉ).

Il déchargeait un tombereau de pierres, lorsque la voiture bascula et il eut le pied droit et la main gauche pris sous la charge. Amené à l'hôpital presque immédiatement; on constate une plaie par écrasement du dos du pied; très-petite ouverture cutanée, mais fracture du cuboïde et des 2ᵉ et 3ᵉ cunéiformes. La main gauche est broyée, sauf le pouce et l'index, les autres doigts sont déchirés, les os fracturés; la peau est enlevée dans presque toute l'étendue du creux palmaire. Petite plaie sans importance du dos du nez.

On applique un pansement au diachylon sur le pied, et la main est fermée dans un appareil ouaté. Le soir de son entrée, il a eu une crise épileptique des mieux caractérisées. Il raconte en avoir eu déjà plusieurs, mais qui ne revenaient qu'à de longs intervalles.

12 juillet. Rien de particulier; presque pas de suppuration de la plaie du pied. Pas de nouvelle attaque d'épilepsie.

15 juillet. Temp. rect. 39°3. Se plaint d'un peu de douleur dans la main; le bandage ouaté donne de l'odeur.

16 juillet. T. R. 38°,3. *Soir.* T. R. 39°,3.

17 juillet. T. R. 37°,3. *Soir.* T. R. 38°,2.

18 juillet. T. R, 37°,1 ; *Soir.* T. R. 38°,3. On n'a pas enlevé le bandage. Le pied est le siége d'une tuméfaction assez prononcée, mais sans douleur bien accusée.

19 juillet. T. R. 37°,4. *Soir.* T. R. 38°,4.

20 juillet. T. R. 38°,1. *Soir.* T, R. 38°,2. Le malade se plaint à ce moment d'un peu de raideur de mâchoires, hier, dit-il, il l'aurait déjà ressentie. Elle est peu prononcée et il n'y a pas de trismus à proprement parler. On lui administre dans la nuit 0,10 extrait d'opium.

21 juillet. T. R. 37°,2. *Soir,* T. R. 37°.4, Trismus assez marqué. Pas d'opisthotonos. Sueurs peu abondantes à la visite du matin. Le pansement ouaté est enlevé et remplacé par de la charpie largement arrosée de laudanum de Sydenham. L'annulaire et le médius sont gangrénés, et prêts à se détacher. Pas de menaces de phlegmon. Potion avec 10 grammes hydrate de chloral.

22 juillet. T. R. 37°, 2. — *Soir*. T. R. 37°, 4. (Ces températures rectales peu élevées m'avaient mis en garde contre l'exactitude du thermomètre ; je les ai vérifiées plusieurs fois avec d'autres thermomètres que le mien, et elles n'ont pas varié.)

Le malade ouvre un peu mieux la bouche. Pas de dysphagie ; mais un peu d'opisthotonos. Sueurs peu abondantes. Urine jaune rouge, sans albumine. On renouvelle le pansement au laudanum et en plus de la potion au chloral (11 gr.) on fait dans la région cervicale une injection sous-cutanée de 0,05 chlorhydrate de morphine.

23 juillet. — T. R. 37°,3 ; *soir*, T. R. 37°,9. L'avant-bras du côté de la main lésée est fléchi à angle droit sur le bras ; les frictions ou pincements ne provoquent pas de spasmes bien marqués. Le trismus et l'opisthotonos sont cependant plus accusés ; il y a un peu de dysphagie. Le ventre est un peu rétracté. Sueurs extrêmement abondantes. Même pansement Même potion. Injection de 0.05 chlorhydate de morphine. Sommeil de 4 heures à 7 h. 1|2 sans interruption et sans aucune secousse convulsive ; la rigidité musculaire a disparu partiellement.

24 juillet. T. R, 38°,6. — La bouche s'ouvre mieux. Pas de secousses convulsives depuis plusieurs heures. Opisthotonos toujours très-marqué. Sueurs moins abondantes qu'hier.

Soir. T. R. 39° ; P. 156. Le trismus n'est pas plus prononcé, mais la rigidité des muscles du tronc est beaucoups plus accentuée ; le ventre est très-rétracté. Intelligence lucide. Secousses convulsives revenant presque toutes les demi-heures. Nouvelle injection de 0.05 chlorhydate de morphine. Il meurt dans la nuit après une courte asphyxie.

Autopsie, le 26 juillet, 48 heures après la mort. — Cadavre sans rigidité bien marquée, offrant déjà un état de décomposition assez avancée. — Petite plaie fistuleuse à la face dorsale du pied droit conduisant dans un foyer de suppuration articulaire. Le cuboïde est fracturé en trois éclats ; les deux cunéiformes voisins sont également fracturés ; le pus a envahi les articulations avoisinantes.

Coloration métallique vif argent des deux pieds à la face plantaire et sous les orteils. Les ongles du pied gauche notamment (côté sain), sont comme argentés. Sur la partie interne des cuisses on trouve également des taches d'un noir bleuâtre, métallique, comme dues à des frictions mercurielles. Ces taches n'ayant pas été observées du vivant du malade, on n'a pu recueillir aucune indication étiologique à leur égard.

La *main gauche* est broyée ; *fracture* du troisième métacarpien ; fractures multiples des phalanges des trois derniers doigts. Suppuration sanguinolente formant une bouillie noirâtre avec les parties en voie d'élimination. Les terminaisons des nerfs médian et cubital sont noyées au milieu de ce foyer et présentent une rougeur et un gonflement qui sont bien apparents quand on prend les nerfs de la main non-lésée. Cette rougeur ne s'étend pas au-delà de la plaie. Ces *nerfs* recueillis et examinés au microscope à l'état frais n'ont donné que des résultats négatifs ; il n'y a pas de névrite ascendante et tout se borne à des altérations locales au niveau de la plaie.

Congestion pulmonaire intense. Adhérences pleurales légères à droite. Le *cœur* est d'un blanc jaunâtre, vide de caillots ; l'examen histologique révèle une dégénérescence granulo-graisseuse qui n'est cependant pas très-généralisée. — Rien de particulier dans les *viscères*.

Cerveau. Sinus gorgés de sang noir. Pas d'adhérences des méninges. Piqueté hémorrhagique léger. Pas d'épanchement dans les ventricules. — Les *méninges rachidiennes* sont fortement colorées, d'un rouge vif ; la moelle elle-même est, dans toute son étendue, fortement congestionnée ; elle n'est le siége d'aucun ramollissement. — Les *ganglions sympathiques* cervicaux et thoraciques sont colorés en rouge foncé ; leur examen à l'état frais n'a rien révélé d'anormal.

OBSERVATION II. — *Plaie de la main par écrasement. Gangrène de l'annu-laire. Tétanos au quatrième jour. Bromure de potassium et névrotomie. Mort. Autopsie* (1).

Th... X. M. François, âgé de 25 ans, domestique, né à Châtellus (Loire), entré le 17 août 1870, salle Sacerdos, n° 42, Hôtel-Dieu de Lyon (service du Dr OLLIER.)

Il y cinq jours, en manœuvrant une voiture, ce jeune homme eut la main prise entre un mur et le brancard ; il en résulta un écrasement de l'annu-laire de la main droite au niveau de la première phalange, à la partie moyenne. Deux jours après, le doigt prenait une couleur violacée, se rac-cornissait, suivant l'expression du malade et devenait complétement insen-sible.

A son entrée, on constate une gangrène sèche de l'annulaire. Pas de douleurs dans la plaie ; l'os est cependant broyé et le doigt ne tient plus que par quelques lambeaux de tissu.

18 août. M. Ollier enlève le doigt mortifié et résèque l'extrémité de la première phalange. Julep diacodé.

21 août. Ce matin, raideur du cou ; expression particulière, légèrement sardonique, sur le visage du malade. Trismus permettant encore un écarte-ment des mâchoires de 0,02. Pas de douleurs dans la plaie ; ni le long du bras. Pas de secousses convulsives dans le membre supérieur. La flexion et l'extension se font facilement et sans douleur.

Le malade dit que, depuis un jour, il avait une légère difficulté pour manger ; mais elle l'incommodait si peu qu'il ne s'en était pas plaint. Pouls 112. Temp. rect. 38°,2. On institue comme traitement des sudations abon-dantes et le bromure de potassium (10 grammes par jour.)

Des interrogations précises apprennent que le malade a eu, depuis le jour de l'opération jusqu'au soir du 19, de légers picotements, parfois doulou-reux, le long du bord interne de l'avant-bras, sans jamais dépasser le coude.

Soir. P. 70 ; Temp. 38°,4. Pas de raideur du cou ; pas de dysphagie. Pas de douleurs le long du bras. Trismus persistant. Sueurs abondantes. Deuxième potion avec 10 gr. bromure.

22 août. P. 82 ; T. 38°,4. Trismus plus prononcé. L'écartement des mâ-choires est à peine de 0,01. Un peu de raideur du cou. Rien dans les mem-bres inférieurs ou supérieurs. 3e potion *ut suprà.* — *Soir* P. 84 ; T. 38°,9.

---

(1) Cette observation est inédite et ne figure pas dans l'ouvrage de M. Lé-tiévant (*Traité des sections nerveuses*) bien qu'on ait pratiqué la névrotomie. L'observation de M. Ollier, citée dans ce livre, a trait à un malade de la clien-tèle privée de ce chirurgien.

Le trismus augmente beaucoup. Un peu de raideur du tronc. — 4e potion.

25 août. P. 100; T. 39°;4. Le trismus est si intense qu'il ne permet presque aucun écartement des mâchoires. Crampes douloureuses dans les membres. Opisthotonos survenant par crises.

En présence de la gravité de ces phénomènes et de la marche rapide, M. Ollier se décide à pratiquer la névrotomie.

Anesthésie par l'éther. Section du nerf cubital dans la gouttière épitrochléenne, du nerf médian à 0,06 au-dessus du pli du coude et du nerf radial à 0,11 du pli du coude, au sortir de la gouttière de torsion. La section de ces trois nerfs a été complète; faite avec les ciseaux, une fois le nerf chargé de la sonde canelée. Les plaies sont réunies par suture métallique. Boissons sudorifiques, sans autre médicament.

Soir. 5 heures. P. 140. T. 41°. Resp. 38. La rigidité est aussi complète que le matin. Aucune détente ne s'est opérée. Pas de douleurs dans le membre. Trismus aussi complet. Le malade a de la peine à boire, par suite de l'impossibilité d'écarter les dents. Potion avec 15 grammes Bromure. — Le malade est assez calme jusqu'à 8 heures du soir; à partir de ce moment, il est pris de mouvements convulsifs très-douloureux, qui durent jusqu'à l'heure de sa mort. 1 heure du matin.

Autopsie. — 28 heures après la mort. — Rigidité cadavérique peu prononcée.

Cavité crânienne. — Sinus gorgés de sang noir. Le cerveau assez mou, ne présente rien de particulier à la coupe. Les méninges cérébrales offrent un aspect normal.

Méninges rachidiennes congestionnées. La *moelle* est très-ramollie ; la diffluence est telle au niveau de la portion cervicale, un peu au-dessous du bulbe, qu'elle se réduit à la moindre pression en bouillie.

La section des *trois nerfs* a été complète ; les deux bouts du radial et du cubital sont séparés au niveau de la section par un intervalle de 0.015. Un des rameaux du cubital (face dorsale) plonge au milieu de la plaie du doigt. Le nerf médian présente entre ces deux bouts un écartement de 0.02. Dans le bout inférieur, une hémorrhagie s'est produite dans la gâine même du nerf sur une longueur de 0.08. Rien de particulier sur leur trajet au-dessus de la section. — *Viscères* normaux. *Poumons* congestionnés à la base.

OBSERVATION III. — *Plaie du pied par écrasement ; tétanos au 8e jour ; chlorhydrate de morphine et chloral ; mort ; autopsie.*

J. Alphonse, âgé de 11 ans, entre le 26 mai 1872, salle Saint-Côme, n° 7, hôpital des Enfants-malades. (Service de M. Giraldès).

Dans la journée d'hier, cet enfant a eu l'avant-pied écrasé par un bloc de fer. Cet écrasement a intéressé tous les orteils et l'extrémité des métatarsiens. A son arrivée, on constate une plaie contuse, noirâtre, avec sphacèle d'une partie des tissus ; deux orteils sont tombés. Les extrémités des métatarsiens sont en partie broyées. Le chef de service excise les parties mortifiées et applique un pansement ouaté.

28 mai. Le pansement a été enlevé par inadvertance. Plaie en bon état. Pas de douleurs. Pansement à l'alcool phéniqué.

30 mai. Application d'un nouveau bandage ouaté.

3 juin. Sans cause de refroidissement appréciable, le malade se portant bien la veille, à 5 h. du matin, la religieuse remarque, en voulant donner à boire au petit malade, un resserrement des mâchoires. Trismus assez prononcé ne permettant guère qu'un écart de 1 centimètre entre les deux mâchoires. Opisthotonos léger. Peau médiocrement chaude. P. 124; T. 38°,2 ; R. 60. Dans la journée, trois lavements avec 3 grammes de chloral chaque, 4 injections hypodermiques à la région cervicale de cinq milligr. Chlorhydrate de morphine, Thé au rhum. *Soir.* P. 120, T, 38°,8. Pas d'accentuation notable des symptômes.

4 juin. P. 152 ; T. 39° ; R. 40. Insomnie pendant la nuit. Assoupissement vers le matin. Trismus très-prononcé. Impossibilité d'écarter les mâchoires. Les mouvements de déglutition provoquent des spasmes. Opisthotonos très-marqué. Facies sardonique. Légère contraction des membres supérieurs. Sueurs perlées à la face. Peau sèche sur le reste du corps. Dans la journée d'hier et dans la nuit le petit malade a pris environ un litre de thé au rhum. Même dose de chloral. 4 injections de 0 01 centig. Chlorhydrate de morphine.

Soir. P. 180; T. 41° ; R. 40. Prostration. Contracture augmentée des membres supérieurs ; pas de contracture des membres inférieurs. Ventre modérément tendu. Opisthotonos de plus en plus marqué. Sous l'influence d'une injection dans la région masséterine, l'écartement des mâchoires se fait un peu plus facilement. Quelques râles trachéaux. On retire avec la sonde un demi-verre d'urine limpide, foncée, sans albumine ; le passage de la sonde détermine un spasme général. Selles involontaires.

10 heures du soir. P, 150 ; T. 42°. Respiration tellement précipitée qu'on ne peut la compter. Facies pâle sans cyanose. Mort à 11 heures du soir.

Autopsie. 34 heures après la mort. Pas de rigidité cadavérique. Les *méninges cérébrales* et *rachidiennes* sont peu injectées. Congestion cérébrale assez intense. Pas d'épanchement de sérosité dans les ventricules. Des coupes pratiquées dans toute l'épaisseur du *cerveau* montrent un piqueté hémorrhagique assez confluent. Rien d'apparent à l'œil nu dans la *moelle*.

Congestion à la base des *poumons*. Quelques caillots noirs et mous dans le cœur. Rien dans les autres viscères.

Plaie. Pas d'infiltration purulente dans les gaînes tendineuses et dans les articulations médio-tarsiennes. Les nerfs périphériques, disséqués sur une grande étendue et examinés à l'état frais, ne présentent rien d'anormal à l'examen macroscopique et microscopique.

Observation IV. — *Plaie de la main par écrasement ; Gangrène du doigt ; Tétanos ; Opium et chloral ; Mort ; Autopsie.*

D. Pierre, âgé de 32 ans, cordonnier, entre le 12 janvier 1874, salle Saint-Gabriel, n° 19, hôpital de la Pitié (service de M. Labbé).

Le malade a eu, il y a quelques jours, un doigt de la main droite écrasé ; l'extrémité du doigt est gangrénée ; pas de menaces de phlegmon, mais depuis deux jours, la plaie est le siége de picotements douloureux, et il est venu à l'hôpital pour la raideur des mâchoires qui est apparue presque en même temps que ces douleurs. On constate en effet un trismus léger : l'écartement des mâchoires est assez facile, et le malade peut manger sans peine ; mais il est inquiet, pusillanime. 0.05, extrait d'opium.

14 janvier. Trismus plus prononcé. Pas de crampes dans le bras, pas d'opisthotonos. Un peu de dysphagie. Sudations assez abondantes. Prend dans la journée 0.15 extrait d'opium. Cataplasmes laudanisés sur la plaie.

15 janvier. Trismus plus prononcé. M. Labbé ampute l'extrémité gangrénée du doigt, sans anesthésie. 7 gr. de chloral.

16 janvier. Même état. 10 gr, chloral.

17 janvier. — Trismus très-prononcé. Opisthotonos. Contractures très-douloureuses le long du bras. 10 gr. chloral.

18 janvier. — Temp. rect. 38°. — *Soir*. T. R. 38°,2. — L'écartement des mâchoires n'est plus que d'un centimètre. Opisthotonos assez marqué. Toujours assez de dysphagie. 11 grammes 50 de chloral. Sous l'influence de cette dose donnée par fractions successives, le malade sommeille d'une façon à peu près continue jusqu'au soir.

19 janvier. — T. R. 38°,3. *Soir*. T. R. 39°,8 ; P. 132 ; R. 40. — Bien que la dysphagie ne soit pas très-prononcée, on n'a rien pu faire avaler au malade. Injection sous-cutanée de 1 gr. chloral. Sudations très-abondantes pendant la nuit

20 janvier. — T. R. 38°,8. — Ce matin, il semble y avoir une légère détente. Le malade ouvre un peu mieux la bouche, et a pu boire un peu. Mais l'opisthotonos est très-accentué, et il a toujours des accès de contracture sur le membre supérieur droit, et dans les muscles thoraciques

Soir. — T. R. 39°.5 ; P. 110 ; R. 40. — Face congestionnée. Trismus des plus prononcés. Sueurs abondantes. Respiration trachéale, avec écume à la bouche. Mort à 5 heures du matin sans secousse convulsive terminale.

Autopsie. Rien de particulier dans les *viscères*, sauf une congestion très-prononcée des deux *poumons*. Les *nerfs* de l'avant-bras n'offrent qu'un peu de rougeur qui ne dépasse pas le niveau de la plaie. Les organes du *système cérébro-spinal* ont été l'objet d'examens histologiques que nous mentionnons plus loin.

Dans ces divers cas, nous n'avons pas eu de ces tétanos suraigus contre lesquels la médication, quelle qu'elle soit, reste presque toujours impuissante ; les accidents ont eu une durée de cinq jours dans les deux premiers cas, de huit jours dans le quatrième ; l'observation III pourrait seule rentrer dans ces formes à invasion et à terminaison rapides. Dans tous, le traitement a été institué dès le début avec énergie ; à notre premier malade, on a administré 10 grammes de chloral et cinq centigrammes de chlorhydrate de morphine ; le second, traité par le bromure de potassium, en a pris jusqu'à 20 gr. par jour ; on lui faisait en même temps la section des trois gros troncs nerveux du bras. Enfin, chez un enfant de onze ans, les doses ont été également fort élevées, 9 gr. de chloral et de 0.02 à 0.04 de chlorhydrate de morphine en injections sous-cutanées.

*

À la suite de ces faits terminés fatalement, nous citerons une observation qui nous paraît intéressante à plus d'un titre. Je ne parlerai pas du traumatisme et de la résection qu'il a nécessitée, ayant l'intention d'en faire le sujet d'un travail ultérieur. Mais, pour ne prendre que ce qui a trait au tétanos, nous avons eu une forme lente, il est vrai, mais qui, si l'on en juge par les élévations de température, a dû certainement une partie de sa bénignité à la médication énergique que l'on a entreprise. Le jour où on cessait le traitement (29 juillet) pour laisser dissiper l'ivresse produite par le chloral, on voyait les accidents reprendre une intensité croissante. Notons enfin deux particularités intéressantes : la forme rare qu'a affectée le tétanos dans une période de son évolution (pleurosthotonos) et l'abaissement de température sous l'influence du chloral ; ce dernier fait est confirmatif des expériences nombreuses entreprises à ce sujet par M. le professeur Vulpian. La lecture de l'observation en dira du reste plus que les réflexions que je pourrais y ajouter.

Observation. V. — *Large plaie contuse de l'articulation tibio-tarsienne avec issue de l'extrémité inférieure du tibia. Résection de cette extrémité. Pansement ouaté. Tétanos au dix-neuvième jour. Chlorhydrate de morphine et hydrate de chloral à doses élevées. Guérison du tétanos. Deux érysipèles consécutifs. Guérison.*

Proust (Sylvain), mécanicien, âgé de 52 ans, entre le 5 juillet 1874, à l'hôpital de la Pitié, salle Saint-Gabriel, n° 1 (service de M. Labbé).

Ce malade vient de tomber d'une échelle haute de trois mètres ; il est apporté presque immédiatement à l'hôpital, vers les sept heures du soir. Le pied droit est complétement renversé en dehors, à angle droit sur l'axe de la jambe, ne tenant que par les attaches externes. Énorme déchirure partant de six centimètres au-dessus de l'interligne articulaire et descendant au-dessous de la malléole interne, le long du bord interne du pied jusqu'à la première rangée du tarse. Au travers de cette plaie, le tibia luxé fait une saillie de 0. 08 ; le périoste est décollé sur une grande partie de cette étendue et l'extrémité articulaire est partagée en deux par une fracture portant sur la partie interne. La malléole interne a été arrachée. Pas de fracture du péroné. Les tendons extenseurs sont conservés à l'exception de celui du gros orteil. Hémorrhagie en nappe partant du fond de la plaie.

Appelé comme interne de garde, je cherche en vain à réduire le tibia et à replacer le pied dans sa situation normale. Ne pouvant y parvenir, je détache de son périoste, au moyen du détache-tendons, toute la surface saillante de l'os et je résèque avec la scie à chaîne les sept centimètres du tibia qui font saillie. L'hémorrhagie est facilement arrêtée par un tamponnement avec la charpie sèche. J'applique alors le pansement ouaté, en immobilisant le pied au moyen d'une attelle coudée en fil de fer placée sur les premières couches d'ouate. Je fais remonter le bandage jusqu'à la partie moyenne de la cuisse.

6 Juillet. T. R. 30°, 9. — *Soir.* T. R. 39° : Nuit tranquille. Un peu de tiraillement dans la jambe.

7 Juillet. T. R. 39°, 2. — *Soir.* T. R. 39°.

8 Juillet. T. R. 38°, 3. — *Soir.* T. R. 39°, 2. Le bandage donne assez d'odeur. Pas de douleurs.

9 Juillet. T. R. 38°, 8. — *Soir.* T. R. 39°.

10 Juillet. T. R. 38°, 3. — *Soir.* 40°, 2. Malgré l'odeur assez forte que répand le bandage, on se décide à le maintenir. Il n'y a en effet rien de particulier qu'un peu d'adénite inguinale. Pas de douleurs abdominales. Langue un peu sèche. Pas de frissons.

11 Juillet. T. R. 40°, 2. — *Soir.* T. R. 39°, 4. Pas de frissons. Peau sèche. Le bandage est maintenu. — 0. 50 Sulfate de quinine.

12 Juillet. T. R. 40°. — *Soir.* T. R. 39°, 3.

13 Juillet. T. R. 39°, 3. — *Soir.* T. R. 39°, 3. Le malade reprend un peu d'appétit, mais la langue est toujours sèche. Pas de frissons, ni de diarrhée.

14 Juillet. T. R. 39°. — Soir. T. R. 40°.— *15 Juillet.* T. R. 38°, 4. — *Soir.* T. R. 39°, 1.

16 Juillet. 39°, 2. — *Soir.* 39°. Même état général ; un peu affaissé, mais conservation de l'appétit. Sommeil assez tranquille. Pas de frissons. Pas de douleurs dans la jambe.

17 Juillet. T. R. 38°, 3. — *Soir.* T. R. 40°, 4.

18 Juillet. 38°, 1.— *Soir.* 40°. Ces chiffres élevés persistants font présager quelque complication du côté de la plaie, mais comme l'état général est relativement satisfaisant on décide de ne pas enlever l'appareil.

19 Juillet. Matin. T. R. 38°, 1. — *Soir.* T. R. 39°, 6.

20 Juillet. T. R. 38°. — *Soir.* T. R. 38°, 3.

21 Juillet. T. R. 37°, 4. — *Soir.* T. R. 38°, 1.

22 Juillet. T. R. 37°, 4. — *Soir.* T. R. 38°, 3.

23 Juillet. T. R. 38°, 2. — *Soir.* T. R. 39°, 1.

24 Juillet. T. R. 38°, 1. — Ce matin, on constate un peu de trismus. Les mâchoires ne peuvent pas s'écarter de plus de 0. 03.

Le malade n'a pas éprouvé de crampes ni de lancées douloureuses le long de la jambe. La croisée est restée ouverte dans la nuit près de son lit ; il ne se plaint cependant pas d'avoir eu froid. Pas d'opisthotonos. Respiration libre. A mangé ce matin encore assez facilement. Potion avec 10 grammes de chloral.

Soir. T. R. 39°, 3. Moins de resserrement des mâchoires. La potion a été prise en entier ; le malade a mangé un peu. Injection hypodermique de 0,005 de chlorhydrate de morphine dans la cuisse droite. Pour la nuit, 5 pilules de 0,05 chaque extrait d'opium.

25 Juillet. T. R. 40°, 1. Le malade est calmé, n'a pas éprouvé de secousses convulsives. Figure un peu colorée, congestionnée. Trismus aussi prononcé qu'hier matin, mais n'a pas augmenté. Le malade y prête moins d'attention. Pas d'opisthotonos. 10 grammes de chloral.

Soir. T. R. 40°, 2. Trismus égal à celui de ce matin. Le malade se réveille au moment où je l'examine ; le regard est hébété, la parole hésitante comme chez un homme ivre. Les 10 grammes de chloral ont été ingérés. Pas de secousses convulsives, ni de crampes douloureuses dans le membre inférieur. Il y a un peu de raideur des muscles de la nuque. Deuxième potion avec 10 grammes de chloral. L'urine examinée, est jaune rouge, claire, sans dépôt ; le malade a rendu dans la journée et la nuit 1,100 gr. d'urine ; le dosage de l'urée donne une proportion de 15 grammes par litre, soit 16 grammes 50 pour ses 24 heures.

26 *Juillet*. P. 104; T. R. 37°, 4 (température rectale prise avec deux thermomètres différents pour vérifier s'il n'y avait pas erreur). Le malade a fini de prendre sa potion dans la nuit, soit 20 grammes de chloral hier. La nuit a été très-calme. Ce matin il ouvre la bouche plus facilement et la roideur de la nuque a disparu. Etat de somnolence presque continuel sous l'influence de l'ivresse chloralique. Même dose de chloral, 20 gr. pour les 24 heures.

Soir. — R. 36; P. 116, T R 39°, 1. Quand je le vois à 6 heures, le malade sommeille assez profondément pour que les explorations de température puissent être faites sans le réveiller. Pas de refroidissement périphérique ; pas de sudations. Urine jaune clair, sans albumine. Le bandage ouaté laissant couler un peu de pus à la racine du membre, j'ajoute un fort paquet de ouate que je serre par-dessus le premier bandage.

27 *Juillet*. P. 124 ; R. 40 ; T. R. 38°. Dans un état complet d'ivresse. Sommeil presque continu. Trismus moins prononcé. Pas de secousses convulsives. Rétrécissement très-marqué des deux pupilles.

Soir. P. 124 ; R. 40; T. R. 37°. 10 gr. de chloral dans les vingt-quatre heures.

28 *Juillet*. T. R. 38°, 3 — *Soir* P. 124; R. 36; T. R. 38°, 4. Ivresse complète : le malade n'a cependant pas pris de chloral aujourd'hui. Pas de dysphagie ; pas de convulsions thoraciques ; pas de raideur des muscles de la nuque. Râles fins à la base des deux poumons.

29 *Juillet*. P. 112 ; T. R. 38°, 1 ; R. 28. Toujours un peu de trismus. Le malade se plaint de douleurs gravatives dans la jambe, mais il n'a éprouvé ni crampes, ni secousses tétaniques. Pas d'administration de chloral.

Soir. P. 124 ; R. 32 ; T. R. 38°, 2. Urine rouge jaune, sans dépôt, sans albumine.

30 *Juillet*. P. 96 ; R. 28 ; T. R. 38° Le malade est complétement remis de son ivresse chloralique. Toujours un peu de trismus.— *Soir*. T. R. 38°, 2. Pas de chloral.

31 *Juillet*. P. 84 ; R. 26 ; T. R. 38°, 3. Même état de resserrement des mâchoires. Il s'y joint un peu d'opisthotonos. Injection de 0. 05 de chlorhydrate de morphine dans les muscles du cou. — *Soir*. P. 104 ; R. 28 ; T. R. 38°, 3.

1er *Août*. P. 84 ; R. 26 ; T. R. 38°, 3. Trismus un peu plus marqué. Opisthotonos également plus accentué. Pas de secousses convulsives ; pas de crampes dans le membre inférieur.

Soir. P. 96 ; R. 28 ; T. R. 39°. Dans la journée, deux injections de 0.04 chaque de chlorhydrate de morphine

2 *Août*. P. 92 ; R. 28 ; T. R. 38°, 2 Le trismus paraît un peu moins fort. Injection de 0 08 comme hier. — *Soir*. P. 104 ; R. 28 ; T. R. 39°, 2.

3 *Août*. P. 92 ; R. 28 ; T. R. 38°, 1. Pas de dysphagie. Même trismus. Pleurosthotonos. La tête est renversée sur le côté gauche et ne peut être redressée.

Soir. P. 108 ; R. 32 ; T. R. 39°. Le malade boit devant moi sans avoir aucun spasme. Toujours même pleurosthotonos avec léger opisthotonos. Injection de 10 centigrammes.

4 *Août*. P. 108 ; T. R. 37°, 4 ; R. 28. Même état de la contracture. Deux injections de 0.05.

Soir. 39°, 1. J'enlève le bandage ouaté. Il existe à la face postérieure de la jambe un vaste décollement avec foyer contenant environ 200 gr . de pus jaune, bien lié, sans grande odeur. Le pied est à angle droit sur la jambe, dans une position parfaite. Bourgeons granuleux au niveau de la plaie tibio-tarsienne, recouvrant tout le fond de l'anfractuosité. J'ouvre le foyer du haut en bas sur la face interne de la jambe, je lave avec soin à l'alcool camphré et j'applique un appareil plâtré, formant attelle au niveau de la jambe et gouttière au niveau du pied et de la cuisse. Pendant ce pansement, sueurs abondantes ; pas de crampes ; la raideur paraît plus prononcée. A huit heures du soir. T. R. 39°, 4.

5 *Août*. P. 108 ; R. 28 ; T. R. 37°, 4. Moins de trismus et de pleurosthotonos. Le malade a déliré un peu cette nuit.

Soir. P. 108 ; R. 24 ; T. R. 38°, 4. Pas de délire. Pas de douleurs du côté de la jambe. Moins de pleurosthotonos. On peut lui remuer la tête, mais les mouvements volontaires sont encore difficiles. La bouche s'ouvre bien. Une seule injection de 5 centigrammes.

6 *Août*. P. 116 ; R. 32 ; T. R. 38°, 3. Le trismus existe à peine. Plaie en bon état. Pansement à l'alcool phéniqué. — *Soir*. P. 112 ; R. 28; T. R. 39.

7 *Août*. Pas de morphine ; ni hier, ni aujourd'hui. P. 108 ; R. 28 ; T. R. 38°, 3.

Soir. P. 116 ; R. 28 ; T. R. 39°. Plus de trismus, ni d'opisthotonos. Mouvements de la tête parfaitement libres. Urine jaune rouge, contenant 14 grammes 50 d'urée par litre ; l'émission d'urine a été de 950 grammes dans les 24 heures. Pas de dépôt, pas d'albumine, ni de sucre.

9 *Août*. Les accidents tétaniques ont complétement disparu.

Depuis ce moment jusqu'au jour de la sortie (24 décembre 1874) la guérison a été entravée par deux érysipèles successifs survenus à une quinzaine de jours l'un de l'autre et la formation de deux ou trois petits abcès de la jambe. Mais il n'y a jamais eu à nouveau d'accidents tétaniques.

Dans les derniers jours de mars 1875, j'ai revu ce malade ; la guérison en tant que plaie a marché sans entrave. Il commence aujourd'hui à se servir utilement du pied, malgré la raideur des orteils ; cette raideur serait facilement surmontée par quelques mouvements, mais la pusillanimité du malade n'a pas permis aux personnes de son entourage de triompher de sa résistance.

A ces observations nous pouvons joindre celle que notre

collègue et ami Budin a publiée dans la *Gazette des hôpi-taux* (avril 1874) ; l'autopsie nous a permis d'examiner la moelle et le cerveau et de comparer ces organes à ceux du malade qui fait le sujet de notre observation IV. Nous donnons plus loin le résultat de ce double examen histo-logique.

En résumant ces divers faits on verra que la médication, quoique fort active, n'a pas suffi pour enrayer la marche des accidents ; le bromure de potassium a été donné à la dose de vingt grammes par jour ; chez ce même malade on a pratiqué la section des trois gros troncs nerveux du bras ; malgré tout, l'issue a été fatale. Je sais bien que pour être conséquent avec la théorie de la névrotomie dans le tétanos on aurait dû pratiquer la section de tous les nerfs du membre sans exception, c'est au moins une des raisons qu'invoque M. Létiévant contre l'insuccès dans ces cas-là.

Dans les autres observations, on a employé le chloral as-socié à la morphine ; pour obtenir un résultat efficace, il faut d'emblée administrer des doses massives, 10, 15, 20 grammes dans les 24 heures, en tâtant la susceptibilité in-dividuelle, c'est-à-dire en procédant graduellement, mais de manière à amener le sommeil profond en quelques heures. Il n'y a pas à s'exagérer la crainte de phénomènes toxiques avec ces doses énormes ; les accidents de ce genre sont des plus rares ; je n'en ai pu recueillir que quatre faits (Levinstein, *Berliner klin. Wochenschrift*, 24 novembre 1873. — Anstie, *The Practitioner*, mars 1874. — In *Revue des Sciences médicales,* 1874, III et IV. — Chouppe, *Ga-zette hebdomadaire*, février 1875) ; et on ne doit pas ou-blier au surplus la tolérance remarquable aux agents mé-dicamenteux narcotiques, ou autres, que présentent les malades atteints de tétanos. Dans sa thèse, M. Gontier cite l'observation d'un enfant de 12 ans et demi auquel on a donné jusqu'à 14 grammes de chloral par jour.

L'association de la morphine au chloral a pour but d'éviter en partie la nécessité de donner des doses énormes de l'un ou l'autre agent; nous avions pensé d'autre part unir les effets des deux médicaments et agir de la même façon qu'en donnant simultanément le chloroforme et la morphine. En tenant compte des effets du chloroforme et du chloral, nous avions trouvé entre ces deux corps une certaine similitude d'action ; dans deux cas d'injection intra-veineuse de chloral, l'une pratiquée par M. Labbé chez un tétanique, l'autre pour un cas de rage par mon collègue Hanot et moi (voir *Progrès méd.* 1874), la marche de l'anesthésie avait été sensiblement la même que pour le chloroforme. Des recherches physiologiques plus précises ont prouvé que ces substances n'agissent pas de la même façon ; voici en effet ce que nous lisons dans le dernier ouvrage de Claude Bernard (*Leçons sur les Anesthésiques*, 1875). Partant de l'idée que le chloral agit comme le chloroforme, nous avons eu l'idée de combiner l'action de cet agent, le chloral, avec celle de la morphine, nous aurions dû observer dans ce cas ce que nous observions précédemment en morphinant un animal chloroformé; il n'en a rien été. Cette double administration augmente l'état de sommeil ; l'effet hypnotique est plus considérable, mais l'excitabilité de l'opium n'est pas éteinte par le chloral comme par le chloroforme, etc.

Sans m'étendre d'avantage sur ces considérations thérapeutiques, je passe à l'examen d'un point plus délicat.

Un des symptômes prédominants du tétanos est l'élévation remarquable de la température, élévation graduelle et rapide, atteignant parfois des chiffres considérables. Ces élévations, vraiment excessives, ne se rencontrent qu'exceptionnellement (42°— 43°, Billroth, Leyden, Monti, Quincke...), mais les chiffres de 40°, 41° sont notés dans toutes les observations. Dans un cas, on a vu jusqu'à 44° 75 (Wunderlich). Unterberger, professeur à l'école vétérinaire de Dorpat, a constaté chez les chevaux dans les cas de tétanos mortels des températures de plus de 42°.

Cette hyperpyrexie est une conséquence directe du spasme masculaire, mais ce spasme lui-même est-il sous la dépendance d'une lésion du système nerveux ? C'est ce que nous allons examiner.

Nous disons que la contraction musculaire est la cause de l'élévation de la température ; à l'état de santé, elle influence à un haut degré la courbe physiologique et ce point a été bien mis en relief par les recherches de Becquerel et Breschet, Matteucci, Helmholtz, John Davy. Dans un travail remarquable, publié en 1861 dans les *Archives de médecine*, Béclard confirmait ces données ; de plus, par une série d'expériences fort ingénieuses, il arrivait à prouver que la quantité de chaleur produite par la contraction musculaire est plus grande si cette contraction est statique que si elle est dynamique.

En produisant un tétanos expérimental au moyen de la strychnine, M. Muron (*Soc. de Biologie*, 14 juin 1873) obtenait une élévation constante de la température due exclusivement aux contractions musculaires ; on ne peut établir une analogie complète entre le tétanos traumatique et le tétanos artificiel, mais on peut sans aucun doute tirer de ces expériences, des conclusions en grande partie applicables à l'un et à l'autre.

La clinique nous fournit du reste des faits confirmatifs et en se reportant aux observations, on voit que, d'une façon générale, il y a une relation entre l'élévation thermométrique et le nombre, l'intensité ou la généralisation des secousses convulsives.

Ce fait de l'hyperpyrexie paraît bien dû à la contraction musculaire ; du reste, les troubles du système nerveux central ou périphérique ne sont rien moins que constants et bien définis ; que l'on admette comme cause première un agent infectieux (Griesinger, Billroth, Roser) que l'on regarde avec la plupart des chirurgiens, le tétanos comme une névrose réflexe, les lésions nerveuses semblent plutôt secondaires que primitives et ne peuvent entrer pour rien dans la production immédiate de ce symptôme morbide, chaleur excessive.

Le cerveau, examiné dans un grand nombre de cas, n'a absolument rien révélé de particulier; la teinte hortensia observée dans plusieurs cas, se retrouve dans une foule d'autres affections.

Du côté de la moelle, les altérations paraissent plus fréquentes; depuis la simple congestion jusqu'au ramollissement on a rencontré macroscopiquement toutes les variétés de consistance et d'inflammation apparente. Depuis les faits de Thompson et de Gœlin trouvant une inflammation du bulbe chez les nouveau-nés succombant au trismus, depuis l'observation de Monod où la moelle était diffluente dans une notable étendue de la région cervico-dorsale, bien des auteurs ont cru voir la lésion pathognomonique du tétanos. Bouillaud, Gendrin, Combette ont rencontré des inflammations avec ramollissement, tantôt dans toute l'épaisseur, tantôt localisée aux cordons antérieurs. Dans la discussion soulevée à la Société de Chirurgie, M. Broca disait avoir rencontré dans sept autopsies des lésions consistant soit en congestion du tissu médullaire, soit en un ramollissement, une véritable diffluence de la substance qui revêt une coloration rose; dans l'immense majorité des cas, on n'a absolument rien trouvé, la moelle était saine.

L'histologie, en pénétrant plus avant, n'est pas venue éclairer la question. Rokitansky, un des premiers, avait signalé une prolifération aiguë du tissu conjonctif avec lésion consécutive des éléments nerveux. Demme confirme ce fait, Leyden, Tommasi, le nient. Lockhart Clarke a rencontré, surtout dans le voisinage des vaisseaux et sur les côtés du canal central, de petits foyers qu'il a décrits sous le nom de plaques de désintégration granuleuse. Cette altération a été vue par d'autres observateurs. Cependant M. Joffroy dit n'avoir jamais constaté qu'une congestion sanguine plus ou moins intense, congestion pouvant aller jusqu'aux ruptures vasculaires et par suite aux hémorrhagies interstitielles.

Dans un travail portant sur l'étude détaillée de quatre autopsies de tétaniques (*Arch. de Physiologie, 1872,*) M. Michaud a observé des lésions siégeant sur la commissure postérieure, que leur ressemblance dans les quatre cas lui fait considérer comme essentielles dans le tétanos. M. Ranvier, sur des moelles examinées peu d'heures après la mort, n'a rien trouvé et nous-mêmes nous n'avons rien reconnu de spécial dans les faits que nous avons observés.

Voici le résumé de cet examen fait sous le contrôle de M. le professeur Vulpian et pour lequel notre collègue et ami, M. Raymond, nous a obligeamment prêté son concours :

Le cerveau, dans les deux cas, ne présentait aucune altération ; point d'athérome des artères. Sur des coupes, on voyait distinctement, dans les corps opto-striés, des traces de congestion accusées par la teinte hortensia de la substance nerveuse.

Les vaisseaux de la pie-mère rachidienne sont remplis de sang; on dirait, dans certains points, que la surface de la moelle est recouverte de sang et qu'il y a eu comme un épanchement hémorrhagique; mais il n'y a en réalité aucune hémorrhagie. — Pas de lésions méningées. Pas de ramollissement de la moelle. — Sur des coupes, on voit que les vaisseaux de la moelle sont également dilatés et remplis de globules sanguins.

Après durcissement convenable, sur des coupes minces, on voit que la substance est normale. Le tissu des cornes (névroglie et cellules nerveuses) est sain. La gaîne de quelques-uns des vaisseaux contient quelques noyaux ; mais il est difficile de dire s'ils sont un produit pathologique ou le résultat des moyens employés pour la préparation et qui auraient mis en évidence quelques-uns d'entre eux.

Il n'y a donc rien de spécial et de caractéristique dans les lésions de cet appareil et on serait presque en droit d'invoquer une cause infectieuse, une altération primitive du sang qui ferait du tétanos une pyrexie à forme particulière.

Cette opinion repose sur quelques faits qui ont peu attiré l'attention jusqu'ici et qui ont cependant une valeur incontestable. Je ne parlerai pas du fait de Griesinger qui, dans une autopsie de tétanique, a rencontré avec une anémie du foie et de la rate, une intumescence des plaques de Peyer et une obstruction des pyramides rénales par des cylindres récents ; mais il survient dans le cours du tétanos des altérations musculaires qui se produisent avec une très-grande rapidité et d'autre part les produits de décomposition sont rejetés en moindre quantité.

Dans notre observation V, nous avons constaté que la proportion d'urée était sensiblement au-dessous de la normale ; le dosage ne nous a donné que 15 grammes d'urée par litre. M. Terrier a publié récemment à la Société de Chirurgie un fait de tétanos dans lequel le malade, dans les vingt-quatre heures, rend à peine un litre d'urine qui contient 11 grammes d'urée ; le tétanos eut une marche fort rapide et l'autopsie ne put être faite.

Dans deux cas de tétanos observés chez le cheval, Senator dit n'avoir constaté dans l'urine qu'une faible proportion d'urée ; de même dans un cas, avec élévation de la température centrale, observé chez l'homme et terminé par la mort, il a trouvé l'excrétion d'urée au-dessous du taux normal (*Virchow's Archiv*, octobre 1869).

Les muscles, avons-nous dit, sont altérés ; rien de plus simple à expliquer avec un état de contracture permanente et poussée à ses dernières limites ; mais ce qui est moins explicable, si on rapporte ces altérations à la simple contraction, c'est la rapidité avec laquelle elles apparaissent. Zenker l'avait constaté et Hayem, dans deux autopsies de tétaniques (Communicat. orale) a noté un état de dégénérescence vitreuse plus ou moins prononcé. Cruveilhier avait signalé des hémorrhagies musculaires des masses sacro-lombaire et cervicale ; ces hémorrhagies sont dues à la rupture des muscles altérés et cette rupture elle-même serait due, d'après Virchow et Rokitansky, à des convulsions. Dans une de nos autopsies, nous avons rencontré une myosite cardiaque assez avancée, mais sans foyers hémorrhagiques.

M. Hayem a observé à l'hôpital Beaujon un fait qui vient à l'appui de cette idée d'une altération primitive du sang : un malade non blessé est pris, sous l'influence du froid, de trismus et en même temps d'un peu de paralysie faciale ; quelques jours après il s'y joint de l'opisthotonos et le trismus était devenu si intense que M. Hayem a craint un moment de voir le malade mourir de faim. Pendant le cours du tétanos, il survint une *endocardite aiguë* qui fut traitée par les moyens usités ; les accidents tétaniques disparurent, mais le malade sortit de l'hôpital avec une altération valvulaire.

Sans nous étendre davantage sur ces considérations théoriques qui appartiennent encore au domaine de l'hypothèse, nous croyons qu'il y a une autre voie à aborder dans la recherche de la pathogénie du tétanos que l'étude du système nerveux ; ces troubles de nutrition méritent d'être étudiés avec soin et pourront peut-être conduire à une solution définitive, si on les rapproche des autres lésions.

VERSAILLES.—IMPRIMERIE CERF ET FILS, 59, RUE DU PLESSIS.

LE PROGRÈS MÉDICAL

JOURNAL DE MÉDECINE, DE CHIRURGIE ET DE PHARMACIE
Rédacteur en chef : **BOURNEVILLE**.

Paraissant le samedi par cahier de 16 ou 24 p. in-4° compacte sur 2 colonnes.
Un an, 16 fr. — 6 mois, 8 fr.

Pour les étudiants en médecine : un an, 10 fr.

BUREAUX : 6, rue des Ecoles

On trouve aux *Bureaux* (de midi à quatre heures) les ouvrages suivants :

BOURNEVILLE. Science et miracle : *Louise Lateau* ou la *Stigmatisée belge*. In-8 de 72 pages avec 2 fig. dans le texte et une eau forte, dessinées par P. Richer. 2 fr. 50. Pour nos abonnés 1 fr. 50, franco.

BOURNEVILLE. Notes et observations cliniques et thermométriques sur la fièvre typhoïde. In-8° compacte de 80 pages, avec 10 tracés en chromo-lithographie... 3 fr.

BOURNEVILLE et L. GUÉRARD. De la sclérose en plaques disséminées. Vol. gr. in-8 de 240 p. avec 10 fig. et 1 pl. 4 fr. 50. — Pour nos abonnés.. 3 fr.

BOURNEVILLE et VOULET. — De la contracture hystérique permanente ; appréciation scientifique des miracles de Saint-Louis et de Saint-Médard. In-8°... 2 f. 50

CHARCOT (J. M.). Leçons sur les maladies du système nerveux, faites à l'hospice de la Salpétrière, recueillies et publiées par BOURNEVILLE. 2ᵉ série : 1° Des anomalies de l'ataxie locomotrice. In-8° de 72 pages avec cinq figures dans le texte et une planche en chromo-lithographie, 2 francs. Pour les abonnés du *Progrès Médical*, 1 fr. 15 c. *franco*. — 2° De la compression lente de la moelle épinière. In-8° de 72 pages, avec figures et 2 planches en chromo-lithographie, 2 fr. 25. Pour les abonnés du *Progrès Médical*, 1 fr. 15. — 3° Des amyotrophies, in-8 de 112 pages avec 23 fig. dans le texte et 2 pl., 4 fr. Pour nos abonnés, 2 fr. 50. — Les trois fascicules, pour les abonnés, *franco*: 4 fr. 75.

CORNIL (V.) Leçons sur l'anatomie pathologique et sur les signes fournis par l'auscultation dans les maladies du poumon, professées à la Faculté de médecine, recueillies par P. BUDIN. In-8° de 92 pages. Prix 2 fr. 50. Pour nos abonnés, *franco*.. 1 fr. 50.

CORNILLON (J.). La folie des grandeurs. In-8 de 60 pages. 2 fr. 50. — Pour nos abonnés, *franco*. .... 2 fr.

DRANSART (H. N.). Contribution à l'anatomie et à la physiologie pathologiques des tumeurs urineuses et des abcès urineux. In-8° de 32 pages avec 1 figure... 60 cent.

DUPLAY (S.). Leçon sur les périarthrites coxo-fémorales, recueillie par H. DURET. In-8 de 20 pages.................................... 50 cent.

DUPUY (L. E.). Etude sur quelques lésions du mésentère dans les hernies. In-8° de 16 pages.. 50 cent.

FERRIER. Recherches expérimentales sur la physiologie et la pathologie cérébrales. Traduction avec l'autorisation de l'auteur, par H. DURET, interne des hôpitaux. In-8° de 74 p. avec 11 fig. dans le texte, 2 fr. Pour nos abonnés. 1 f. 25.

LANDOUZY (L.). Trois observations de rage humaine ; réflexions. In-8° de 16 pages.. 50 cent.

LIOUVILLE (H.) Contribution à l'étude de la paralysie générale progressive des aliénés. In 8°... 40 cent.

MARSAT (A.). Des usages thérapeutiques du *nitrite d'amyle*. In-8 de 48 pages. 1 fr. 25. Pour nos abonnés, 80 cent., franco.

PATHAULT (L.) Des propriétés physiologiques du Bromure de Camphre et de ses *usages thérapeutiques*. In-8 de 48 pages, 1 fr. 50.

PELTIER (G.). De la triméthylamine et de son usage dans le traitement du rhumatisme articulaire aigu. In-8° compacte de 34 pages........ 60 cent.

THAON (L.). Recherches cliniques et anatomo-pathologiques sur la tuberculose. Grand in-8° de 112 pages, avec 2 planches en chromo-lithographie, 3 fr. 50. Pour nos abonnés... 2 fr. 50.

VERSAILLES. — CERF ET FILS, RUE DU PLESSIS, 59.

www.ingramcontent.com/pod-product-compliance
Ingram Content Group UK Ltd.
Pitfield, Milton Keynes, MK11 3LW, UK
UKHW021717090726
13657UKWH00005B/2311